VOYAGE MÉDICAL

EN

CALIFORNIE.

VOYAGE MÉDICAL

EN

CALIFORNIE.

PAR

LE DOCTEUR P. GARNIER,

Ex-élève des hôpitaux de Paris.

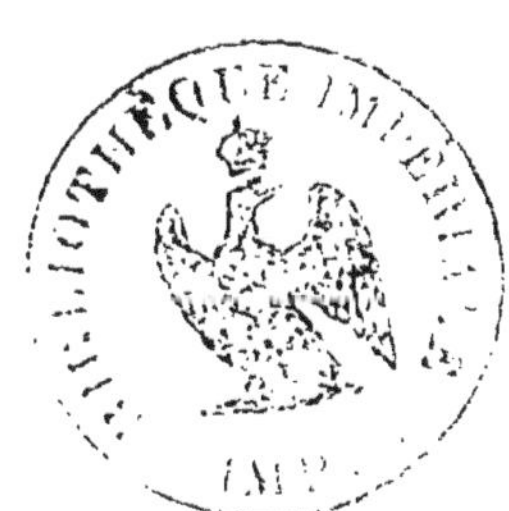

Publications de l'**Union Médicale**, Août et Septembre 1854.

PARIS,

CHEZ L'AUTEUR, RUE DU ROCHER, 13.

1854

VOYAGE MÉDICAL

EN CALIFORNIE.

Malgré l'émigration de beaucoup de médecins français dans la haute ou nouvelle Californie pendant ces dernières années, on ne sait encore guère, en France, à quoi s'en tenir sur l'état sanitaire de ce pays, ni sur celui de l'art de guérir, à cause des rapports contradictoires ou exagérés qui ont été publiés jusqu'ici. Cependant, il serait très nécessaire que la vérité fût connue à cet égard, afin d'éclairer les familles des nombreux compatriotes émigrés en cette contrée lointaine, ainsi que ceux qui désireraient y émigrer encore et éviter, du moins, à de nouveaux médecins, les déceptions éprouvées par la généralité de ceux qui sont allés y chercher fortune. C'est dans ce but que je me propose de décrire et raconter ce que j'ai vu, observé et recueilli sur ce sujet pendant mon récent séjour en ce pays.

Je m'embarquai comme médecin de la Compagnie californienne *La Fortune*, composée de 45 travailleurs, de leurs chefs et d'une vingtaine de passagers libres admis sur le navire le *Courrier de Cherbourg*, qu'elle affréta, ce qui, avec l'équipage et les officiers, élevait à 86 les personnes confiées à mes soins.

On mit à la voile le 3 octobre 1850. La Manche, dont la fureur semblait s'opposer à notre départ, causa à chacun de nous, dans les huit ou dix premiers jours, un violent mal de mer qui se renouvela, chez quelques-uns, à plusieurs reprises durant la traversée, notamment aux tourmentes du Cap, mais toujours moins intense que la première fois. Dès le 21 octobre, une fuite accidentelle de la machine distillatoire, nous obligea de relâcher à Funchall, capitale des îles Madère, où de nombreux phthisiques anglais viennent chercher un remède salutaire, dit-on, à leur cruelle maladie dans l'air embaumé et la douce température qui y règnent. De là, nous atteignîmes rapidement les régions tropicales, où ayant été surpris par un calme plat de vingt-huit jours, nous essuyâmes les plus rudes chaleurs ; puis, de cette température embrasée, des vents favorables nous firent passer presque subitement dans les parages froids et humides du cap Horn, dont les tempêtes nous retinrent plus d'un mois à louvoyer, perdant un jour, ce que nous avions gagné la veille. Ces brusques transitions de températures extrêmes et opposées, auxquelles on est alternativement soumis durant cette longue traversée, produisirent divers incidens pathologiques variés et intéressans, qui s'ajoutèrent à d'autres non moins curieux, résultant des relâches, de l'alimentation, de l'aménagement du navire, des habitudes et de la police du bord, etc., etc. C'est ainsi que les sujets d'observation varient, pour le médecin de marine, suivant les lieux, les climats qu'il parcourt et mille autres circonstances. Mais ce n'est pas ici le cas de s'y arrêter, et il suffit de dire que nous n'avons eu à déplorer la perte de personne ; loin de là, nous avons constaté, dans deux cas d'affection tuberculeuse, des avantages très remarquables de la navigation, qui offre ainsi, comme on voit, quelques compensations à tous les désagrémens et les graves dangers qu'elle présente.

La nécessité de vivres frais occasionna une seconde relâche à Valparaiso, le 9 février 1851, et les deux mois que nous passâmes ensuite sur le Pacifique, s'écoulèrent sans aucun accident ; mais un changment moral complet s'était opéré parmi nous. Au début du voyage, et une fois amariné, chacun rayonnait de joie et d'espérance, on se communiquait réciproquement ses plans et ses projets futurs, et l'on semblait n'avoir besoin que d'arriver au port pour réaliser une fortune, dont le chiffre variait au gré des ambitions individuelles. Ces heureux symptômes diminuèrent à mesure qu'on approchait, et, soit effet des dissensions et des misères du bord, ou plutôt de l'ennui inséparable d'aussi longues traversées, chaque jour apportait plus de doute et d'inquiétude dans les esprits, et l'on mettait déjà ses prétentions au rabais en doublant le cap Horn. La relâche de Valparaiso, où nous apprîmes une partie de la vérité sur la Californie, acheva de rendre plus frappant encore ce singulier contraste. Cinq personnes y désertèrent; la crainte succéda à la joie, à l'espérance, on se livra aux plus tristes conjectures sur l'avenir, et, quand après plus de six mois de navigation pénible, le but tant désiré se présenta, on redoutait presque d'y toucher. Telle est à peu près la fin du voyage de tous les émigrans au pays de l'or, et particulièrement des Français dont le caractère enthousiaste les expose davantage au découragement.

I.

Nous arrivâmes le 7 avril 1851. On nous débarqua à Monterey, situé un peu au sud de San-Francisco, et presque au milieu de la Haute-Californie, qui s'étend entre 32 et 42° de latitude nord. Avant la domination américaine, Monterey était la capitale et le siége du gouvernement de cette province, c'était aussi le point où se faisait le commerce du pays, c'est-à-dire des suifs et peaux du bétail qui était alors l'unique richesse des habitans, et, par conséquent, le rendez-vous des rares navires passant dans ces parages; La Peyrouse y relâcha dans son fatal voyage, et l'on conserve précieusement le souvenir écrit de sa visite aux religieux de la mission *del Carmelo*, qui en est éloigné de 5 à 6 kilomètres.

Monterey est bâti au bord de l'Océan, comme la plupart des missions et villages ou *présidios* antérieurs à la découverte des mines. C'est une bourgade située au bas d'un vaste hémicycle de hautes montagnes, garnies et couronnées de sapins, s'élevant majestueusement en amphithéâtre devant la baie, et à droite duquel sont étagés quelques nouveaux *cottages* américains. La population était de 12 à 1,500 âmes à notre arrivée, à cause des étrangers qu'y avait attirés l'installation du gouvernement américain ; mais un an après, elle était réduite à 5 ou 600, ce qui offre un faible exemple de la mobilité des populations en Californie.

En parcourant le territoire de l'Eldorado, on le trouve partout couvert de montagnes s'élevant les unes au-dessus des autres et séparées par d'étroites gorges ou de profonds ravins, qui, se divisant et se réunissant à l'infini forment de véritables labyrinthes ; le voyageur ne les perd presque jamais de vue, et l'on pourrait dire que les plaines immenses qui s'y rencontrent, ne sont que les vallées des chaînes élevées. Cette disposition rend le pays très pittoresque ; partout on aperçoit sans cesse des points de vue nouveaux et variés, et, parfois, au détour du vallon, sur les coteaux ou la cîme des montagnes, il s'en présente soudainement d'admirables que l'œil se plaît à contempler dans le profond silence et la solitude qui règnent dans ces vastes régions inhabitées. C'est ainsi qu'en franchissant les montagnes qui entourent la belle et fertile plaine *del Rio* ou *Salinas*, des éclaircies successives la montrent sous mille aspects divers, puis arrivé aux cîmes les plus élevées, on en découvre subitement toute la vaste étendue à ses pieds, enceinte de rochers, avec la rivière qui lui donne son nom au milieu, et quelques cabanes indiennes disséminées çà et là. Il en est de même dans les environs de San-Francisco, Santa-Cruz, San-Juan, etc.

Le sol californien est minéralisé dans sa plus grande étendue. Presque partout on trouve de l'or, seulement il est en trop faible quantité pour permettre l'exploitation, qui ne peut s'opérer maintenant avec succès à moins d'un rendement journalier de trois à quatre piastres par homme. Et comme il se découvre encore des mines qui donnent ce produit et au-dessus, on les cherche sans cesse, et chacun y court dès qu'elles sont trouvées, ce qui en rend l'épuisement instantané. Mais le nombre croissant des mineurs les obligera de revenir plus tard aux endroits délaissés, abandonnés, comme cela a déjà eu lieu. Il en fut de même au Mexique, où les mineurs, dans les temps prospères, dédaignaient de travailler pour sept à huit *pesos* ou piastres, tandis qu'ils se contentent aujourd'hui de glaner pour quelques *cuartillos*. Il existe aussi plusieurs mines d'argent, qui sont également délaissées pour les mines d'or. Quelquefois on trouve ces deux métaux précieux alliés au cuivre, à l'étain, etc. ; une mine de cette espèce existe près de Monterey. Enfin, plusieurs *rancheros* ont rencontré des mines de mercure dans leurs propriétés, comme à *San-Felipe, San-Miguel,* etc. ; mais la crainte de les voir envahies, bouleversées par les mineurs, fait garder à ces indigènes timorés un secret stérile sur leurs précieuses découvertes.

Le pays est assez boisé, quoique, jusqu'ici, la main de l'homme n'ait fait qu'abattre et détruire ; le pin et le chêne sont les deux espèces dominantes et presque exclusives. Certaines plantes médicinales, la grande absinthe, l'armoise, y croissent avec exubérance, et la douce-amère, la sauge, la rhue, forment, dans quelques endroits, d'épais et hauts taillis. On y remarque aussi le *rhus toxicodendron* ou *yédra* des indigènes, à cause des effets vénéneux qu'il provoque. C'est un joli arbrisseau, très répandu, peu élevé, en général, n'atteignant guère plus de 2 mètres ; sa racine est ligneuse et traçante, les rameaux faibles et armés de petits suçoirs au moyen desquels ils s'attachent aux corps voisins, les feuilles d'un vert brun, luisantes, trifoliées avec un long pétiole et les fleurs très petites, verdâtres, sont disposées en grappes axillaires.

Les cours d'eau sont rares sur ce sol montagneux. Un certain nombre de *arroyos* (ruisseaux) se forment bien accidentellement dans les plus basses vallées, lors de la saison des pluies, par leur écoulement des montagnes ; mais ils ne durent qu'un temps limité et après deux ou trois mois, leur lit est ordinairement à sec.

On a déjà signalé plusieurs sources d'eaux minérales, notamment deux dans le comté de Monterey, dont une sulfuro-thermale, à la *Soledad*, dans le *rancho* de M. Soberanez ; il en existe une aussi près de *San-Jose*. Pourtant aucune n'a été constatée et reconnue scientifiquement, jusqu'ici, et il n'y en a pas non plus en exploitation.

Le règne animal est peu varié, mais fort abondant. L'espèce bovine surtout, généralement petite, se rencontre par milliers, vivant à l'état sauvage ; le cheval n'est pas rare non plus. C'est le contraire pour l'âne et le mulet, le mouton, la chèvre, le porc, ainsi que pour la volaille ; mais, en revanche, le gibier abonde, soit lièvres, lapins, perdrix, pigeons, oies, canards, et le chevreuil est si commun, que sa viande n'est pas plus chère que celle du bœuf. Le corbeau se voit partout : il s'approche et entre même dans les habitations, ainsi qu'une espèce de petite corneille, qu'on rencontre par volées immenses, dévastant les terrains ensemencés. Il y a aussi beaucoup d'animaux nuisibles et dangereux, tels que le loup, le chacal, le tigre; l'ours y détruit les troupeaux, comme le renard ou *coyote*, les poulaillers; le *sorillo* est un voleur habile, qui détrousse les voyageurs de leurs vivres jusque dans leur poche, pendant leur repos ou leur sommeil ; cet animal possède une arme puissante dans son urine, qu'il lance comme une flèche quand on le poursuit, et dont l'odeur forte et nauséabonde, repousse invinciblement les chasseurs. Enfin, l'*ardilla*, espèce d'écureil gris, pullule partout ; il détruit les jardins, les plantations, et c'est le plus grand ennemi des horticulteurs.

II.

La température est généralement douce et à peu près la même aux différentes époques de l'année, mais elle diffère beaucoup, à de très courtes distances, suivant qu'on se trouve en plaine, dans le vallon ou sur les montagnes. Ici, elle est variable, et il y règne ordinairement un vent très vif, comme à la mission de *San-Juan*, tandis qu'à quelques kilomètres plus loin du côté de *San-José*, dans cette magnifique plaine des meilleures terres arables, l'air est toujours doux et uniforme. Un très grand vent règne tout le long de la côte surtout au nord, mais nulle part aussi violent qu'à *San-Francisco*, ce qui en rend le séjour très désagréable et à la mission de *Dolores*, située de l'autre côté de la montagne, à une distance de 4 à 5 kilomètres, cet inconvénient n'existe pas. Il en est de même à Monterey, où la température est rendue variable et humide par les brumes de la mer et les brouillards des montagnes que les vents y amènent subitement, tandis qu'à côté, dans les belles vallées *del Carmelo* et *Salinas*, l'air est doux et égal comme à *San-José*.

Cette température s'élève en pénétrant dans l'intérieur du pays. Il fait très chaud pendant une moitié de l'année, dans les mines du sud surtout, pour les mineurs placés dans d'étroites et profondes *canadas*, ou gorges de montagnes, et travaillant dans des trous évasés avec le soleil dardant sur leurs têtes. C'est pourquoi des mineurs Européens ont répandu que la Californie était un pays chaud, quand, en réalité, il est parfaitement tempéré.

On distingue spécialement, en Californie, la saison des pluies, parce qu'elles n'arrivent guère qu'à une époque de l'année, en novembre, décembre ou janvier, un peu plus tôt ou plus tard. Ces pluies annuelles, qui durent de un à deux mois, tombent souvent par torrens et creusent, en s'écoulant des montagnes, de larges et profonds ravins, ou plutôt de vrais canaux, qui, par leur réunion dans les plaines et les vallées, inondent, détruisent des villages entiers, et produisent les plus grands ravages, comme je l'ai vu en 1851. D'un autre côté, jointes à la douceur de la température, elles contribuent à rendre la végétation précoce et hâtive, et dès le mois de février, la nature revêt une brillante parure, qu'elle ne conserve qu'un moment. Les récoltes ont lieu en juin, plus tard, l'action de la chaleur n'étant plus contrebalancée par la moindre humidité, tout se sèche et noircit. Souvent alors, une allumette ou un cigare enflammés, jetés imprudemment, suffisent pour allumer de vastes incendies, lesquels par le triple effet du vent, de l'herbe desséchée et surtout des arbres résineux, se propagent et s'étendent d'une manière effrayante, sur une étendue de plusieurs lieues, en roulant pendant des semaines entières, des tourbillons de flamme et de fumée.

Le climat de la Californie est aussi salubre qu'il est beau ; on est forcé de le reconnaître, aujourd'hui, malgré les préventions qui existaient à cet égard. Parmi tant d'étrangers qui arrivent journellement de tous les points du globe, se répandant et circulant sans cesse et en tous sens sur cette vaste terre minérale, aucune influence morbide, précise et fixe d'acclimatation, n'a été constatée chez les nouveaux émigrés, et les divers médecins que j'ai consultés, à cet égard, m'ont tous répondu négativement. C'est à tort qu'on a attribué à cette cause les diarrhées et les fièvres intermittentes qui règnent dans le pays, principalement aux mines, car on les observe aussi chez les indigènes. Dans ma pratique à Monterey et les environs, les cas de cette nature se sont manifestés le plus souvent parmi eux. Un médecin français, à San-José et le docteur Morin, de San-Francisco, en me confirmant ce fait, m'ont dit observer ces mêmes cas chez d'anciens émigrés; ce qui doit les faire considérer simplement comme les maladies prédominantes du pays.

Un fait journalier, de nature à établir la salubrité du climat de cette contrée, c'est d'entendre des émigrés, fréquemment malades ailleurs, ou de constitution débile, proclamer hautement l'amélioration de leur santé depuis leur séjour dans ce pays. Je n'ai pas rencontré une seule personne obligée de le quitter pour des raisons contraires, tandis qu'un certain nombre y reviennent chercher cet unique avantage. Ce n'est donc pas l'acclimatement qui est à redouter pour ceux qui vont au pays de l'or, mais bien plutôt de n'y pas rencontrer la fortune qu'on va y chercher, ainsi que des milliers d'exemples l'ont déja prouvé.

III.

La population indigène de l'Eldorado, aujourd'hui en faible minorité, est doublement remarquable par son origine et son caractère spécial. En effet, plusieurs historiens admettent que les premiers habitans de l'Amérique étaient Asiatiques, et que leur passage sur le nouveau continent s'effectua par le détroit de Behring, au moyen de rochers qui s'y trouvaient très rapprochés. Sans s'en tenir à cette ingénieuse unité d'origine de l'Américain avec le peuple de l'ancien monde, il est positif, d'ailleurs, que les fondateurs de l'Amérique espagnole vinrent du Nord, et que durant leur pérégrination jusqu'au Sud, qui dura cent quatre ans, la peuplade des Toltèques, qui en furent les principaux, en donnant naissance à la grande famille Aztèque, c'est-à-dire mexicaine, stationna et s'établit près du golfe de Californie, ainsi que l'attestent les vastes ruines authentiques connues sous le nom de *Cazas grandes* et autres, voisines. Il est donc infiniment probable que ces peuplades errantes, en cotoyant les rives du Pacifique, qui leur servit de guide dans leur long voyage, passèrent dans la Haute-Californie et y laissèrent, comme partout, quelques traînards, malades ou blessés, qui devinrent ainsi la tige de la race indienne de ce pays ; par conséquent, il n'est pas raisonnable d'admettre, comme on l'a fait autrefois, que les Californies n'étaient pas habitées avant la conquête de Fernand Cortez, car si les premiers Espagnols qui en explorèrent les côtes ne rencontrèrent pas de maisons, c'est que l'Indien n'en a pas l'habitude, et préfère l'air libre dans les montagnes, ainsi que le prouvent les tribus sauvages d'aujourd'hui, et même ceux qui vivent en société. (V. l'*Histoire ancienne du Mexique*, par Clavigero.)

Le gouvernement espagnol du Mexique prit possession de la Haute-Californie, en y fondant des missions et en y envoyant des prêtres comme maîtres absolus ; lesquels, à l'aide de leur double puissance temporelle et spirituelle, dominèrent physiquement et moralement un grand nombre d'Indiens et les réduisirent à l'état d'esclaves et d'ilotes. Plus tard, quand le Mexique eut recouvré son indépendance, cette province lointaine fut changée en un lieu d'exil et de déportation pour les grands coupables politiques et criminels de la République. C'est pourquoi des Mexicains, des Espagnols, alliés ensemble ou aux Indiens du pays, s'y trouvent confondus sous le nom de Californiens.

L'indigène de la Haute-Californie, dont l'Indien est le type, a l'aspect triste et mélancolique ; son front est bas et déprimé ; ses cheveux sont noirs, gros, longs, flottans, et lui cachent une partie de la figure ; il parle peu, très lentement et d'une voix aiguë et flûtée ; sa démarche est lourde, nonchalante, et tous les mouvemens de son corps sont d'une extrême lenteur. Tout semble languir chez lui ; les pulsations même du cœur sont sans énergie et moins fréquentes que chez les Européens. Il est paresseux, insouciant, et son suprême bonheur est le repos absolu. Souvent il quitte soudainement ses maîtres, pour éviter le travail, et disparaît pendant des semaines entières qu'il passe à errer avec d'autres, après quoi sa gourmandise seule le fait revenir au logis, où il se présente soumis et rampant. Il est doux, mais peu fidèle et incapable d'aucun travail intellectuel. Rien ne peut le tirer de son apathie innée que l'*aguardiente* ou le *wisky*, qu'il recherche passionnément ; il vole même pour s'en procurer, et il n'est pas de plus grande fête pour deux ou trois Indiens réunis que d'acheter un litre d'eau-de-vie et le boire ensemble dans un coin écarté. Il s'ensuit bientôt une profonde ivresse, qui leur fait jeter des cris effrayans et commettre quelquefois des actes repréhensibles et même criminels. Enfin, cette passion produit tant de maux parmi cette race abâtardie, que le gouvernement s'est vu obligé d'empêcher les débitans de lui livrer aucun spiritueux. Tel est le caractère de ces indigènes, et, bien qu'il y ait quelques heureuses exceptions, l'ivrognerie et la paresse en sont presque toujours les traits distinctifs.

La plupart des Californiens vivent au milieu des champs, dans leurs *ranchos*, espèces de fermes dont l'étendue se mesure par lieues carrées, formées en grande partie de montagnes et de rochers entrecoupés par d'étroites vallées, où paissent, à l'état sauvage, des milliers de bœufs disséminés par troupeaux. Ces fermes n'ont pas la moindre ressemblance avec les nôtres ; on n'y voit pas d'agriculture, et c'est à peine si, près de l'habitation, située dans l'endroit le plus favorable, il y a un petit carré de terre remuée où se cultive le *maïs*, les *fricoles* (haricots) et quelques autres légumes, ou bien un peu de *cebada* (orge).

On se demande alors de quoi vivent ces *rancheros* ? Du maïs broyé sur une pierre et mis en pâte avec l'eau, forme leur pain quotidien, qu'ils préparent extemporanément en minces galettes ou *tortillâs*, grillées sur les charbons au moment du repas. La viande, que les troupeaux leur fournissent en abondance, est leur aliment principal ; ils la conservent, en la divisant par tranches minces, qu'ils font dessécher au soleil, et, soit ainsi ou bien fraîche, ils la mangent souvent sans rien autre chose, assaisonnée seulement de piment ou *chile*, dont ils font un grand usage, surtout les Indiens ; j'ai même vu des Français réduits exclusivement à cette triste nourriture pendant des semaines et des mois entiers. Les *fricoles* sont leur légume favori et à peu près le seul dont ils font usage, et il est vrai de dire que l'espèce qu'ils emploient est d'une excellente qualité. Ils préparent aussi l'*atole*, bouillie de fine farine de maïs, qui est un condiment dans certains cas, et toujours l'aliment favori des malades ou des convalescens. Enfin, la boisson qui forme le complément ordinaire de cette nourriture simple et peu variée, est une légère infusion de thé ou de café, ou mieux encore l'eau simple, qu'ils dégustent avec une sensualité ridicule pour les Européens; on la sert à table dans un seul verre, où chacun boit successivement.

Quant à leurs vêtemens, l'homme joint à de larges pantalons ou caleçons en calicot retenus par la *faja*, ceinture en soie, une espèce de couverture en laine et coton, plus longue que large, avec une ouverture au milieu pour passer la tête; c'est le *sarape*, qui repose immédiatement sur la chemise; les femmes le remplacent par le *reboso*, large et longue écharpe dont elles s'enveloppent la tête, le tronc et les bras, en ne laissant voir que le haut de la figure, une jupe fait le reste. On comprend toute la commodité de ces vêtemens et la facilité d'en changer avantageusement la disposition, suivant les moindres variations atmosphériques; aussi sont-ils les mêmes hiver comme été, ce qui prouve la douceur uniforme de la température et explique pourquoi les Californiens ont tant de peine à se familiariser aux modes d'Europe, qui se répandent parmi eux depuis la découverte des *placeres*.

L'occupation du *ranchero* se borne au soin du *ganado*, bétail, à connaître les lieux où il se tient et à veiller à ce qu'il ne s'écarte ou ne se mêle à d'autres troupeaux, ce qui l'oblige à être toujours à cheval. Il en a une telle habitude, qu'il ne fait pas la moindre course à pied, et dans le cas contraire, il est facile de le reconnaître à sa manière de porter les genoux et la pointe du pied en dedans; aussi sa sûreté à cheval est extraordinaire: il parcourt avec une égale rapidité effrayante, des défilés étroits et sinueux, les cîmes les plus élevées; il descend et monte de même les coteaux les plus escarpés, en poursuivant ses bœufs, et il est vraiment remarquable dans son adresse à les saisir ainsi à la course au moyen du *lazzo*

Comme le bétail est toute son industrie, il en utilise tous les produits à différens usages domestiques, quand il ne les vend pas ; c'est ainsi que le suif lui sert à former des chandelles et qu'il emploie la peau à faire des tapis pour s'asseoir, des sangles pour son coucher, ou bien il la divise en lanières, qui lui servent de cordes et de liens.

Cependant, depuis la découverte des mines, une révolution dans toutes ces habitudes primitives tend à s'accomplir. Sous l'influence des milliers d'étrangers qui y sont accourus, le commerce s'est développé, l'instruction se répand et se popularise : une grande impulsion est donnée à l'agriculture par les Yankees; l'Européen propage l'horticulture et tous les arts utiles qui se rapportent principalement aux constructions et à l'alimentation. C'est ainsi que des indigènes, au moyen de l'or qu'ils ont tiré du placer ou de la vente de leurs bestiaux, possèdent déjà, avec l'aide des étrangers, des habitations plus confortables, une nourriture plus variée, et qu'ils apprécient de jour en jour, à leur contact, à connaître et à jouir des bienfaits de la civilisation.

IV.

Quoique la Haute-Californie soit habitée depuis une haute antiquité, ainsi que nous l'avons établi, et comme de récentes découvertes archéologiques viennent de le démontrer péremptoirement, on ne trouve aucun document relatif à l'histoire spéciale de l'art de guérir dans cette province. On ne peut guère douter, cependant, que ces peuplades sauvages et barbares du Nouveau-Monde n'aient eu aussi leurs guérisseurs comme les plus anciennes nations de notre hémisphère, car la maladie étant commune à l'humanité entière, la même nécessité dut les pousser et les conduire à l'usage de pratiques ou de moyens quelconques pour en guérir. Cette prévision est d'ailleurs justifiée par l'exemple des Aztèques du Mexique, leurs voisins, lesquels, bien longtemps avant la découverte de Christophe Colomb, avaient, parmi leurs idoles, un dieu et une déesse de la médecine auxquels ils sacrifiaient des victimes humaines, suivant leur coutume barbare, pour obtenir la santé. Ils avaient aussi l'habitude ridicule et superstitieuse de conduire les malades au temple de l'idole, de danser devant lui et lui adresser des prières et des hymnes composées en son honneur. De même que chez les Egyptiens et les Grecs, les prêtres d'*Ijtlilton*, dieu de la médecine, jouaient un grand rôle dans toutes ces pratiques : soufflant sur les malades, bénissant l'eau qu'ils devaient boire, et onctionnant leurs corps avec des huiles, des onguens préparés par eux, et dont la composition était parfois diabolique. C'est ainsi que le *teopatli*, ou médicament divin, employé comme un remède puissant dans diverses maladies, se composait d'une grande quantité d'insectes vénéneux, tels que scorpions, araignées, serpens ou autres, qu'ils faisaient brûler sur les pierres du temple, pour en mêler ensuite les cendres dans un mortier, et en faire une mixture dont ils frottaient le corps des malades. Enfin, sans nous en tenir à ces vaines pratiques, il a été attesté par les historiens espagnols, témoins oculaires de la conquête, que les médecins aztèques avaient une connaissance étendue des herbes dont ils se servaient en infusions, décoctions, etc. Ils avaient des purgatifs, des émétiques, diurétiques errhins, et un spécifique contre les fièvres d'accès. La saignée, qu'ils pratiquaient avec une grande dextérité au moyen de lancettes d'*Itszli*, ou les épines du *maguei*, était très répandue parmi eux, ainsi que l'usage des bains de vapeur, qu'ils prenaient dans une espèce de four appelé *temazcalli*. Quant à la chirurgie, leur adresse et leurs succès sont également constatés dans les pansemens et la guérison des plaies et blessures ; et l'on sait que Fernand Cortez, ayant reçu, à la bataille d'Otompan, une grave blessure à la tête, qui mit sa vie en grand danger, dut sa guérison aux chirurgiens de la fameuse République de Tlascala (Clavigero, *Histoire ancienne du Mexique*).

Ces données historiques, que nous pourrions étendre davantage sur l'art de guérir parmi les Mexicains d'autrefois, démontrent implicitement son existence chez les Californiens, car, d'après l'étroite communauté d'origine et d'habitude de ces peuples, et toutes les analogies qui les confondent ensemble, une certaine ressemblance dans leur histoire en est la conséquence naturelle. Bien plus, ce fait est rendu évident et incontestable, du moins quant au sujet qui nous occupe en particulier, par diverses preuves existant encore aujourd'hui en Californie. C'est ainsi que les indigènes, réputés guérisseurs, sont de pure race indienne, qu'ils n'emploient que des remèdes simples, dont la préparation est plus ou moins bizarre, qu'ils jouissent d'un très grand crédit parmi leurs compatriotes, et leur inspirent souvent plus de confiance que les médecins européens, car on voit souvent d'ignorantes *viejas* (commères) leur être préférées, ainsi qu'à nos sage-femmes pour les accouchemens. Mais ce qui témoigne le mieux de cette identité, ce sont quelques *temazcalli* qu'on rencontre près de certaines chaumières indiennes, ce qui établit positivement que les documens historiques précédens relatifs aux Aztèques du Mexique, peuvent se rapporter également aux Californiens, et leur sont applicables en partie, si ce n'est en totalité.

Ces éclaircissemens suffisent à montrer que l'art de guérir, basé sur l'observation éclairée, scientifique, n'existe pas depuis longtemps en Californie. En effet, suivant le témoignage de deux septuagénaires indiens de Monterey, que j'ai interrogés à cet égard, on ne connaissait, il y a trente ans, dans cette capitale, d'autres médecins que les guérisseurs indiens, ou bien quelques-uns de ces missionnaires envoyés comme civilisateurs par le gouvernement espagnol, et qui agissaient aussi aveuglément qu'eux; il n'y avait aucun enseignement public médical, comme il n'en existe pas encore aujourd'hui. C'est au moyen des navires de guerre, de commerce, ou des baleiniers, qui vinrent à de longs intervalles dans la baie de Monterey pour se ravitailler, que des chirurgiens s'en détachèrent, par motif de santé ou autrement, pour se fixer parmi ces habitans doux et hospitaliers. Enfin, les révolutions politiques qui se succédèrent dans cette capitale, amenèrent quelques hommes de l'art du Mexique et des États-Unis; mais il était réservé à celle que produisit la découverte de l'or d'opérer une véritable transformation à ce sujet.

V.

Il n'existait pas d'établissement d'assistance publique dans la Haute-Californie avant la découverte de l'or; c'est seulement depuis quatre ans environ que le congrès a voté la création d'hôpitaux dans les ports principaux de cet Etat. Ce fut surtout en vue des besoins de la marine, car, d'après la loi, les marins ont spécialement droit à ces hôpitaux gratuits pour les nationaux, et moyennant une faible rétribution d'entrée pour les étrangers. Néanmoins, tout autre malade peut y entrer moyennant une rétribution quotidienne. Il n'a été fondé jusqu'ici que trois établissemens de ce genre dans les villes de San-Francisco, Sacramento et Stockton. Dans ces deux dernières, ils n'ont eu qu'une existence précaire, et je crois même qu'ils ont complètement disparu aujourd'hui.

Il n'existe donc que celui de San-Francisco, fondé le premier, il y a quatre ans, sous le nom de *Marin's hospital*. Il est situé actuellement près de la petite baie, dans une vaste maison en planches. Le nombre des lits n'est pas limité, mais il y a rarement plus de cinquante malades, dont la plupart sont Anglais et Américains. Le service en est fait par un médecin résidant dans l'hôpital. Il est nommé par le Président de l'Union, qui le choisit parmi les médecins nationaux ayant au moins cinq années d'exercice. Ses appointemens annuels sont de 5,000 piastres, c'est-à-dire 26,500 fr. environ. Un autre médecin américain est adjoint à celui-ci pour les cas graves et la chirurgie. Tel est le seul établissement sanitaire public de la Californie.

Il existe, en outre, trois maisons de santé privées à San-Francisco, dont une, connue sous le nom d'hôpital français, mérite une mention spéciale. Elle est dirigée par M. Doliveira, médecin français, et particulièrement fréquentée par nos compatriotes malades. Fondée depuis trois ans environ, cette maison a acquis une grande importance dans ces derniers temps, au détriment de l'hôpital américain. Voici dans quelles circonstances :

Il s'est formé à San-Francisco, en 1851, parmi la population française, une Société de bienfaisance destinée à secourir nos pauvres compatriotes malades. Elle les plaça d'abord dans l'hôpital américain, où le moindre inconvénient, pour eux, était de ne pas comprendre la langue de ceux qui les entouraient et les soignaient. Cela fit bientôt donner la préférence à l'établissement français, où, moyennant une rétribution quotidienne de deux piastres par malade, nos compatriotes sont réunis comme en famille, et traités suivant les usages français.

Le nombre des malades que cette Société fait ainsi traiter à ses frais, varie journellement de 12 à 18 ; mais M. Doliveira en reçoit d'autres ; et lors de ma visite dans son établissement, en juin 1852, le nombre total des malades s'élevait à 30, tous Français et Espagnols.

Les deux autres maisons de santé reçoivent très peu de malades; celle qui existait à *San-José* a fermé faute d'en recevoir assez pour couvrir ses frais. Quant aux infirmeries militaires de Monterey et San-Diego, il est rare d'y rencontrer un malade, et dans l'espace d'un an, celle de Monterey n'a reçu que trois cas de chirurgie produits lors du soulèvement des Indiens du Sud, qui eut lieu à la fin de 1851.

VI.

La rareté des maladies est une règle au pays de l'or. Cela est surtout manifeste dans la partie inférieure, parmi les indigènes. A Monterey, par exemple, où pendant plus d'un an, la plupart des cas pathologiques ont passé sous mes yeux, il y a eu seulement une trentaine de malades atteints de fièvres intermittentes, d'affections gastro-intestinales, d'arthrites et d'inflammations cérébrales chez des enfans; je ne compte pas les catarrhes bronchiques, qui y sont endémiques, ni les simples indispositions. Il en est de même à San-Juan, où j'ai été appelé quelquefois ; Santa-Cruz et Santa Barbara sont encore plus favorisés. Quant à San-José, les médecins des environs l'ont choisi comme le séjour le plus favorable et le plus salutaire aux malades, à cause de la température douce et uniforme qui y règne, et ils y envoient tous les jours des convalescens achever leur guérison ; c'est dire assez que les malades de la ville sont très rares.

Dans les premiers temps qui suivirent la découverte de l'or, les individus qui se dirigeaient sur les placeres étaient décimés par les maladies, et bientôt se répandit et s'accrédita l'opinion que la Californie était un pays insalubre et malsain, produisant de fréquentes et graves maladies. Mais alors les chercheurs d'or étaient rares, isolés, éloignés les uns des autres, quelquefois perdus dans les terres aurifères; et souvent, au milieu de ces trésors inépuisables, ils étaient réduits aux plus dures privations, ou même à la plus affreuse nécessité: manquant de vêtemens pour se garantir de l'ardeur du soleil et du froid des nuits, ayant une nourriture mauvaise, insuffisante, ou ce qui est bien pis, n'en ayant pas du tout, ne sachant comment s'en procurer, et attendant tout secours du hasard; puis, quand ce secours arrivait, ils se dédommageaient de leurs longues privations, sans règle ni mesure, et passaient ainsi d'un excès à l'autre, ce qui était autant de causes de maladies. Maintenant, au contraire, les mineurs sont nombreux partout; des communications assurées, promptes et faciles, ont lieu journellement au moyen de services réguliers de bateaux à vapeur et de voitures entre les grands centres de commerce et les moindres exploitations aurifères, et partout aussi, placer ou mine, rivière ou montagne, il y a des *tiendaires* (1), où le mineur peut se procurer facilement tout ce qui est nécessaire à la vie; à tel point qu'un nouveau gisement est à peine découvert, que boulanger, boucher, épicier, etc., y sont les premiers installés.

Depuis ces importantes améliorations, la grande fréquence des maladies a disparu aux mines, quoique pourtant la proportion y est encore plus élevée que dans les lieux cités plus haut, et il en est de même dans toute la partie supérieure où s'agglomèrent les émigrés. Mais d'après MM. Green, Orld, Guillou et d'autres médecins français et étrangers, ce n'est pas aux mines que les maladies sont le plus fréquentes comme on l'a cru, c'est dans les centres de population commerciale de San-Francisco, Sonoma, Stockton, Sacramento, etc., etc. Toutefois, cette différence est assez difficile à établir, car la plupart des mineurs malades ou blessés vont recevoir des soins dans la ville voisine, de même que les habitans des Ranchos; c'est ainsi qu'il arrive journellement à San-Francisco des malades de tous points qui vont peupler les établissemens dont nous avons parlé. Quoi qu'il en soit, nous devons dire que la rareté des maladies à San-Francisco même, nous a été signalée par

(1) Mot dérivé de *tienda*, boutique, et très employé par les Français.

MM. Morin et Huard, praticiens français dans cette ville, et par le docteur Nuttall, Irlandais, qui l'a constatée également parmi la population anglaise et américaine. Suivant le témoignage de ces honorables confrères, les cas pathologiques sont beaucoup plus variés dans cette ville qu'à Monterey. Le docteur Lebastard, ancien chirurgien de la marine française, m'a dit y observer assez fréquemment des fièvres typhoïdes parmi les Européens. Nous ferons remarquer, à ce propos, que la population de San-Francisco est composée presque exclusivement d'étrangers, tandis que c'est le contraire à Monterey.

Il est bien reconnu, aujourd'hui, que les fièvres intermittentes et les diarrhées sont les affections prédominantes du pays de l'or. Elles règnent toute l'année et se montrent plus fréquemment après la saison des pluies. On les observe partout, mais principalement aux mines, où cette fréquence s'explique par le défaut des plus simples précautions hygiéniques et tous les excès qu'on y commet; le travail forcé chez les nouveaux mineurs en paraît quelquefois la cause, car elles se manifestent plus fréquemment parmi ceux qui travaillent à gages ; enfin, les travaux pénibles et souvent malsains du mineur, qu'il travaille dans de profonds puits ou de vastes cavernes, suffiraient à produire ces accidens, et il y a même lieu de s'étonner qu'ils ne soient pas plus fréquens ni plus graves au milieu de toutes les conditions antihygiéniques où il est placé.

Les fièvres intermittentes règnent endémiquement dans quelques lieux de l'intérieur non habités avant la découverte de l'or. C'est particulièrement où d'abondans gisemens du précieux métal ont amené de vastes bouleversemens des terres, ou le détournement de cours d'eau. A Marysville, par exemple, la plupart des habitans en sont atteints après un court séjour. Elles se manifestent de même à Sonoma, quoique moins fréquemment; mais M. Green y a observé plusieurs cas mortels de fièvres pernicieuses en 1851.

Les épidémies paraissent rares dans le nouvel Eldorado, celle du choléra de 1849 y fut assez meurtrière en certains endroits. On ne cite guère d'ailleurs que des épidémies de fièvres éruptives, surtout de variole, qui ont disparu depuis l'importation de la vaccine ou *vacuna*. Je dois dire, à cet égard, que, dans le comté de Monterey, plusieurs rancheros ont signalé la présence du cow-pox dans leurs troupeaux, comme à *San-Felipe* et *San-Luiz*, et s'en sont servis efficacement sur eux et leurs enfans. Je n'ai vu aucun fait semblable; mais, d'après les détails qui m'ont été donnés, il ne m'est pas permis d'en douter.

Durant les mois de juin et juillet 1852, il se manifesta simultanément, chez un certain nombre d'habitans de San-Francisco, des douleurs d'estomac avec vomissemens et diarrhée. Ces accidens, attribués par le docteur Delespine, notre compatriote, à l'usage des huîtres du pays, furent considérés, au contraire, comme une influence épidémique par la plupart des autres praticiens de cette ville. (V. *Echo du Pacifique*, journal français et espagnol, paraissant trois fois par semaine, à San-Francisco).

La chirurgie tient la plus grande place dans la pratique. Je l'ai constaté dans le comté de Monterey, et, à ma visite aux malades de la Société française de bienfaisance, les cas de ce genre prédominaient sur ceux de médecine, ainsi qu'à l'hôpital américain. Les blessures par armes tranchantes et à feu dominent partout, et principalement aux mines. Cela vient de ce que chacun étant porteur d'armes, on en fait usage à la moindre querelle. Les Yankees, surtout, ont la déplorable habitude de jouer, pour ainsi dire, avec le *revolver*, pistolet à canon mobile de cinq à six coups, comme les Américains du Sud avec le poignard. Peu habitués à demander justice aux magistrats, surtout dans ce pays, où il est si difficile de l'obtenir, c'est pour eux un moyen expéditif, et dès lors le meilleur, de terminer le différend. Les Européens sont ainsi conduits et presque forcés à en agir de même pour se défendre ou faire respecter leurs droits et obtenir justice, qu'on ne leur accorde guère autrement.

Un fait morbide se montre assez souvent, surtout parmi les étrangers, c'est l'action du *rhus toxicodendron* ou *yedra*, dont j'ai parlé. Il suffit souvent d'être exposé, en voyageant, aux émanations qui se dégagent de cet arbrisseau, pour que la peau se couvre de petites plaques rouges, surtout à la face, accompagnées de prurit et d'un violent mal de tête.

Des lotions aqueuses, avec quelques gouttes d'éther camphré m'ont assez bien réussi dans ce cas. Quand le contact a lieu avec les feuilles de cette plante, les accidens sont plus graves ; il y a parfois délire, si le contact a été prolongé, et il apparaît sur les parties touchées des ampoules volumineuses donnant lieu ensuite à des plaies difficiles à guérir, surtout aux jambes.

Parmi les remarques relatives à la thérapeutique, il faut citer, en première ligne, la fréquente résistance des fièvres d'accès aux préparations de quinine. On rencontre des sujets réduits à une extrême maigreur, qui en sont atteints depuis des années, sans pouvoir s'en débarrasser, et alors elles se compliquent parfois de diarrhée. J'en ai vu quatre cas à Monterey, parmi des indigènes, dont une femme et trois hommes, qui en faisaient remonter la cause à leur séjour aux placers, datant de deux ou trois ans. Chez deux d'entre eux, dont l'un présentait la complication de diarrhée, j'administrai le sulfate de quinine avec un succès momentané, mais les accès reparurent bientôt, malgré la continuation du médicament ; toutefois, il est si difficile d'astreindre ces indigènes à un traitement suivi, que je ne puis affirmer qu'il ait toujours été régulièrement pris.

Nous dirons aussi, à cet égard, qu'il se manifeste peu ou point de réaction chez ces indigènes, et surtout les Indiens, lorsqu'ils sont malades, ce qui dépend sans doute de leur état physiologique dont j'ai parlé. Dans deux cas de plaies de tête graves, chez de jeunes Indiens, de 25 à 30 ans, il n'y eut aucune réaction fébrile, non plus que dans un autre cas où une balle avait largement labouré l'éminence hypothénar de la main droite. Enfin, dans une amputation de la jambe, avec le docteur Wallack, chez un Sonorien de 22 ans, pour une carie de l'articulation tarsienne, il se manifesta à peine de fièvre malgré l'usage d'une alimentation tonique devenue nécessaire. Il en est de même dans les maladies inflammatoires ; les symptômes généraux en sont ordinairement très bornés, peu intenses, et les épanchemens y succèdent fréquemment dans les cavités séreuses. D'un autre côté, le plus léger mouvement fébrile plonge aussitôt ces malades dans la prostration et l'abattement, et leurs convalescences sont longues; ils ne supportent pas la diète ni aucun moyen débilitant, et la saignée produit rarement de bons effets. On doit insister principalement sur les émissions sanguines locales, les révulsifs et recourir souvent aux toniques et aux excitans. Tel est peut-être la cause de la vogue dont jouissait parmi les Aztèques, et qui se conserve encore parmi les indigènes du Mexique, l'usage du *temazcalli* ou bain de vapeur mexicain.

Quant à la médecine légale, la justice, lorsqu'elle a besoin des lumières de la science pour s'éclairer sur les crimes trop fréquens dans ce pays, recourt rarement aux médecins étrangers. Cependant, je fus requis dans trois cas de ce genre, à Monterey, par le *coroner* en personne, qu'il faut suivre sous peine d'amende. Introduit près du cadavre où siégeaient juge et jurés, procédant à la fois à l'instruction et au jugement, on me fit prêter serment sur la Bible et procéder publiquement, séance tenante, à l'autopsie. Le rapport se fait immédiatement ensuite, en quelques mots, à moins qu'un examen chimique n'en retarde la rédaction; tout est expéditif avec les Américains.

On voit que les cas réclamant l'intervention du médecin sont assez rares en Californie, et encore on n'y a pas recours toutes les fois qu'elle est nécessaire. Un tiers des décès arrive à Monterey parmi des vieillards et des enfans, sans que le médecin soit appelé. Chez quelques Européens, c'est par économie; les Yankees ont l'habitude d'aller de préférence demander des remèdes à l'apothicaire, toujours *doctor* pour eux, et qui n'est souvent ni l'un ni l'autre, comme nous le montrerons plus loin. Quant aux Californiens et Mexicains, peuple ignorant et superstitieux, ils se traitent souvent eux-mêmes, ajoutant plus de confiance aux remèdes bizarres des *viejas* et des Indiens, qu'à la prescription éclairée du médecin, qu'ils ne suivent jamais fidèlement; ils ne l'appellent que pour connaître son pronostic, et le quittent bientôt s'il n'assure et n'obtient promptement la guérison.

VII.

Aucune loi ne régit l'art de guérir au pays de l'or; l'exercice de la médecine et de la pharmacie y est dans une liberté absolue, illimitée, et le premier venu peut s'y livrer ensemble ou séparément. Une seule charge est imposée à celui qui tient boutique ouverte de médicamens, c'est de payer *licence* ou patente mensuelle comme tous les marchands auxquels il est assimilé ; les autres ne sont soumis à aucun impôt particulier, ce qui montre que, sous ce rapport du moins, l'art de guérir est mieux compris dans ce pays primitif que parmi nous. La même liberté existe dans plusieurs autres États de l'Union ; et cette circonstance, étrangère en apparence, en favorise singulièrement l'application au pays de l'or. En effet, les Américains, qui y sont en grande majorité, usant de la liberté naturelle à *l'humour yankee*, et habitués à celles-ci en particulier, qualifient spontanément du titre de *doctor* quiconque s'occupe de l'art de guérir, ou même tout autre qui veut le prendre bénévolement ; puis, quand ils sont malades, ils recourent au premier venu qui porte ce titre, sans exiger d'autre garantie ; bien plus, méconnaissant le rôle du vrai médecin, ils s'adressent ordinairement au *doctor* en lui demandant un remède à un mal donné, et loin de se soumettre à ses recherches et investigations séméiologiques, auxquelles ils sont peu habitués, ils les évitent, ou refusent même lorsqu'elles sont manuelles, ce qui les conduit à s'adresser de préférence au *doctor* débitant des *medicines*, comme je l'ai dit.

En second lieu, le caractère même de la population californienne, composée presque exclusivement d'étrangers de tous pays et de toutes nationalités, la plupart étrangers les uns aux autres par les mœurs, le langage, la religion, les goûts et les habitudes, vivant isolés, sans lien d'union, et n'ayant de commun que la soif de l'or qui les éloigne et les divise encore davantage ; puis les habitudes égoïstes que l'on contracte dans ce pays mercantile ; la vie instable et nomade qu'on y mène par suite des fréquens et subits changemens d'affaires ; enfin le nombre considérable de chevaliers d'industrie et d'aventuriers de toute sorte qu'on y rencontre, et dont cette terre d'or et de liberté semble le rendez-vous, tout concourt fatalement à faciliter et répandre l'usage de cette liberté de l'art de guérir, soit en empêchant ou en annihilant l'action protectrice et tutélaire de l'opinion publique à cet égard.

Il résulte, en effet, de cet état de choses, qu'une foule d'individus usurpent le titre de médecin, pharmacien, dentiste, etc., et l'on observe partout, mais principalement dans les villes, un encombrement ostensible de gens confondus sous le titre générique de *doctor*, qui s'occupent publiquement de l'art de guérir. Lors de mon arrivée, il y en avait huit à Monterey, douze à Los Angeles, pour une population de deux à trois mille âmes, et la même proportion existait à San-Jose lors de la réinstallation du gouvernement dans cette ville. Elle est beaucoup plus élevée aux mines et dans les grands centres de population de la partie supérieure. A San-Francisco, par exemple, l'inscription de *doctor* se trouve presque sur chaque porte, et les boutiques de médicamens y abondent.

Cela a fait dire et croire qu'il y avait un nombre infini de vrais hommes de l'art exerçant au pays de l'or, ce qui serait en flagrante contradiction avec la rareté des maladies précédemment signalée; mais c'est là une erreur qui ressort clairement des détails qui vont suivre.

Sur les huit *doctors* de Monterey, deux seulement, M. King, chirurgien de l'armée des Etats-Unis, et M. Wallack, Anglais, se livraient à peu près exclusivement à l'art de guérir; trois étaient négocians en même temps que médecins-pharmaciens-dentistes, et chez l'un d'eux, associé à un horloger, qui était chargé de la préparation et de la vente des médicamens, ceux-ci étaient placés à côté des articles de nouveautés, et parmi le sucre et le suif chez les deux autres; deux étaient agriculteurs, et le dernier *doctor* arrachait des dents et tenait un *drugstore*, magasin de drogues, où se vendaient aussi des articles de toilette et de nouveautés.

Pour caractériser ces soi-disant médecins, il me suffira de citer, en passant, un fait personnel relatif à ce dernier. Appelé dans un procès criminel, où il était juré, pour donner mon avis sur la cause de la mort arrivée instantanément après un coup de poignard reçu en avant et en haut de la cuisse gauche, près de l'aine, je répondis qu'elle résultait de l'ouverture de l'artère fémorale. Il me demanda alors gravement combien il y avait d'artères fémorales à la cuisse. Les rires de l'auditoire répondirent pour moi au savant *doctor*, qui en fut pour une courte honte, et l'Américain, reconnu coupable du meurtre du Californien fut acquitté!!!...

Ces prétendus hommes de l'art sont à peu près les mêmes partout. A San-Jose, le *drugstore* de l'un d'eux s'était aussi transformé en épicerie, où se débitaient l'huile et la chandelle ; un autre tenait une maison garnie, et un perruquier italien, renchérissant sur la tradition, s'était fait médecin et pharmacien. Il est vrai que cette tradition des anciens barbiers s'était renouvelée, pour lui, en parcourant l'Amérique du Sud, où ils saignent et ventousent encore, car à mon passage à Valparaiso, j'ai vu plusieurs enseignes de ces barbiers analogues à celles des sage-femmes parmi nous.

Dans les grandes villes, ces industriels se tiennent ordinairement dans ces boutiques, appelées *drugstores*, qui ont l'apparence de pharmacies. Cette enseigne, en provoquant l'attention publique, qu'elle trompe infailliblement, est une publicité très avantageuse pour eux, et l'on comprend que la restriction pécuniaire à laquelle elle est soumise, ne saurait les empêcher d'y recourir ; au contraire, la licence est un puissant appât pour ces Esculapes improvisés, car en conférant le droit de tenir boutique ouverte, d'exposer et débiter publiquement leurs secrètes panacées infaillibles, d'en faire de même la coupable et téméraire application, et les exploiter ainsi plus fructueusement, elle donne encore un tel crédit à celui qui s'y soumet, qu'avec l'inscription de *doctor* sur sa porte, il est considéré légalement comme médecin et pharmacien tout à la fois. Aussi l'Yankee, avec cet esprit industriel et mercantile qui le distingue et lui fait considérer tout comme un négoce, l'art de guérir comme autre chose, n'hésite-t il pas, lorsqu'il s'agit de l'industrie médicale, d'établir un *drugstore* comme le meilleur moyen de l'exploiter mieux à son profit.

Ces boutiques, qui devraient être de simples drogueries de détail ou les débits des nombreux remèdes secrets tant préconisés parmi les Américains, sont ainsi transformées par la plus coupable spéculation en pharmacies et cabinets de consultations médicales. Elles sont très nombreuses à Stockton, Sacramento, Sonoma, et l'on en compte plus de cent à San-Francisco. La plupart sont dirigées par ces industriels de la santé publique, ordinairement associés deux ou trois ensemble, portant indistinctement le titre de *doctor ;* et tandis que l'un reste à la boutique, l'autre donne des consultations ou fait des visites en ville. En général, ils joignent aussi, d'une manière apparente ou occulte, d'autres industries à celle-là : quelques-uns jouent ou font jouer, d'autres sont changeurs, commerçans, spéculateurs, etc., etc. J'ai vu, dans *Commercial-Wharf*, à San-Francisco, un *drugstore*, dont l'enseigne d'eaux colorées se confondait extérieurement avec les brillans flacons de vins et liqueurs d'une *bar*, ou débit de spiritueux, et à l'intérieur, un doctor y donnait des consultations et débitait des *medicines* sur le même comptoir où il versait à boire dans l'occasion. Il serait facile de multiplier ces exemples très nombreux partout, mais particulièrement aux mines, où il est infiniment rare que l'homme de l'art se borne à l'exercice de sa profession. C'est ainsi que j'ai connu un jeune industriel américain, qui, associé à un médecin français, se livrait à la fois à la médecine, à la chirurgie et à la pharmacie, dans le même local où il faisait jouer et vendait à boire et à manger.

Cet étrange industrialisme, auquel les Européens s'habituent difficilement, n'a rien de choquant pour l'Américain, ni de contraire à la liberté à laquelle il est habitué. Approuvé officiellement, il reçoit, moyennant la rétribution pécuniaire, qui est trop souvent en Amérique une condition de la liberté, une protection égale aux industries les plus utiles et les plus morales. Ses auteurs peuvent ainsi tout faire pour mieux réussir, sans avoir aucune réserve à garder. A cet effet, ils font connaître et prônent leurs remèdes, sans frein ni mesure, par toutes les voies de la publicité. L'annonce dans les journaux, admise sans prévention parmi les Américains, est très employée; les affiches, prospectus, enseignes, viennent ensuite, et il n'est pas jusqu'au piége grossier des spécialités qui ne soit tendu à la crédulité publique. Celle des affections vénériennes, des maladies des femmes, occupent le premier rang ; et parmi les annonces, affiches, enseignes, servant à les indiquer, on remarque entr'autres celle-ci : *No cure, no pay*, pas de guérison, pas de paiement; ce qui n'est pas la moins curieuse ressemblance avec les charlatans parisiens.

Il y a encore à San-Francisco des spécialistes de même nature pour les maladies des yeux et de la peau. L'homœopathie y est également représentée par le docteur Ober et quatre ou cinq autres, ayant des appellations plus ou moins germaniques. Enfin, d'obscurs jongleurs y prônent l'application du magnétisme à la guérison des maladies ; mais il semble que, dans cette partie du Nouveau-Monde, le public soit plus clairvoyant que les somnambules, car ils n'y obtiennent aucun succès.

Quand aux dentistes, cette base et tout à la fois le couronnement du charlatanisme, ils sont très nombreux, et leur spécialité est encore une des plus lucratives de l'art de guérir. Toutes les opérations qui s'y rattachent sont fort bien rétribuées et chaque extraction se paie encore 5 à 6 piastres et souvent davantage, excepté chez le perruquier français du grand Wharf, à San-Francisco, qui en a abaissé le prix à 4 piastres ou 21 francs environ.

Je signalerai, à cet égard, une courte remarque pratique : c'est l'extrême fréquence de l'odontalgie et de la carie dentaire chez les Yankees, à tel point, qu'il est rare de rencontrer une mâchoire en bon état parmi eux ; tandis que ceux de race espagnole ont de belles et bonnes dents. Les uns et les autres fument excessivement, mais les premiers chiquent encore davantage, et ce pourrait bien être la cause de cette fâcheuse différence qui se manifeste parmi eux.

On voit que cet encombrement de gens s'occupant de l'art de guérir est formé en grande partie de simples guérisseurs et de médicastres sans titres ni connaissances, qui se servent de la qualité de *doctor* comme d'un moyen auxiliaire pour vivre, ainsi qu'on est souvent obligé d'en employer plusieurs à la fois dans ce pays de l'or. Cela n'infirme donc pas la rareté des maladies, et tendrait plutôt à l'établir, puisque ces industriels sont obligés de se livrer concurremment à d'autres industries souvent fort disparates, ce qui démontre le faible rapport et l'insuffisance de la première. D'ailleurs, il faut d'autant moins s'étonner de cet encombrement, que les guérisseurs, si nombreux en tous pays, sont ordinairement ces Bohémiens, qui, comme on sait, forment la majorité de la population Californienne, lesquels, en présence des facilités qu'ils rencontrent d'exercer cette coupable industrie, ne manquent pas de s'y livrer publiquement ; de plus, une foule d'émigrés ne pouvant pas utiliser leur profession dans ce pays naissant, dont les mines et l'agriculture sont à peu près les seules ressources pour les bras inoccupés, ceux qui ne peuvent en supporter les rudes travaux sont souvent forcés de recourir à leurs moindres connaissances pour se créer des moyens d'existence. J'ai vu ainsi des prêtres, d'anciens militaires, se livrer à l'art de guérir, et l'on y voit des contrastes bien plus frappans, puisqu'il est de notoriété publique, à San-Francisco, que l'un des *doctors* américains le plus en vogue, est un ex-cordonnier de New-York. J'ai de même rencontré un *doctor* français que j'avais connu architecte à Paris, un an auparavant, et telles sont les vicissitudes de la vie californienne, que, plus tard, il se fit cuisinier et devint ensuite *gambler* (joueur).

Les Américains dominent en adresse et en nombre parmi ceux qui exercent ces étranges industries, où leur caractère entreprenant, hardi et peu scrupuleux les pousse naturellement, autant que la facilité de leurs compatriotes, à se confier au premier *doctor* improvisé. Les Européens qui s'y livrent sont principalement Anglais ou Allemands, mais on y rencontre rarement des Français, quoiqu'ils forment, comme on sait, une grande partie de la population.

VIII.

Au milieu de cette tourbe de charlatans, on rencontre un très petit nombre de vrais praticiens, et partout, comme à Monterey, ils sont une exception manifeste. A San-Francisco, par exemple, on en compte à peine 30 sur 200 *doctors* environ qui se trouvent dans cette Babel moderne. Ce fait peut paraître invraisemblable, car on sait que, par suite des nouvelles toutes dorées répandues et accréditées lors de la découverte des *placeres*, une foule de médecins et pharmaciens d'Europe ont émigré vers l'Eldorado, dans l'espérance d'y faire, avec leur profession même, une abondante moisson d'or. Mais, il faut bien le dire, la plupart n'exercent pas à cause des faibles ressources que présente l'art de guérir, par suite de l'industrialisme déplorable auquel il se trouve livré, comme on l'a vu. C'est là, en effet, une concurrence très préjudiciable aux vrais praticiens et d'autant plus redoutable pour eux, que l'opinion publique ne pouvant se manifester parmi cette population hétérogène, nomade et vagabonde, ils sont ainsi privés de l'unique secours capable de les protéger ; tandis, au contraire, que les moyens d'action du charlatanisme sont tout puissans à l'abri du contrôle de ce juge souverain, limite naturelle de toute liberté.

Ce n'est pas, sans doute, que l'opinion publique soit infaillible en pareille matière, ni capable de réprimer et détruire tous les abus, mais il est indubitable que, parmi une population fixe et homogène soumise à cette liberté, elle en atténuerait en grande partie les dangers. La preuve irrécusable de cette assertion existe en Californie même, dans quelques petits *pueblos* ou villages habités encore en majorité par des familles indigènes, comme Santa-Barbara, San-Juan, etc. Là, le danger commun provoque l'exercice, la manifestation de cette sentinelle vigilante, et chacun se met en garde contre les guérisseurs, en se communiquant les moindres faits tendant à les reconnaître ; aussi, le praticien européen est-il bientôt distingué et triomphe-t-il facilement de ces industriels. Nous dirons même, à l'honneur des doctrines françaises, et pour montrer la puissance de l'opinion parmi ces indigènes ignorans et superstitieux, que de tous les médecins, nos compatriotes sont généralement les préférés.

Les médecins américains, habitués à une telle concurrence, sont ceux qui luttent avec le plus d'avantage contre elle, en élevant autel contre autel. Ils recourent aux annonces, aux associations entr'eux et avec les pharmaciens, plusieurs même possèdent des *drugstores*, d'autres ont des médicamens pour leur usage particulier, et, de cette manière, tous délivrent leurs prescriptions ; c'est un moyen, pour eux, de se faire payer comptant la visite ou la consultation avec les médicamens, et qu'ils ne négligent pas pour cette raison.

Quelques médecins européens imitent cet exemple et réussissent assez bien : tels sont MM. Brun, Allemand, Haine, Belge, Nutall, Irlandais, et autres, ayant boutique ouverte à San-Francisco ; mais la plupart, surtout parmi les Français et les Espagnols, ne voulant ou ne pouvant se livrer à un pareil industrialisme, se bornent, du moins publiquement, à l'exercice de leur profession. Or, dans cette dernière condition, elle offre, en général, de si faibles ressources, qu'elle ne permet pas de réaliser les plus modestes et légitimes espérances, et il est très rare, surtout aujourd'hui, de rencontrer un de ces honorables et timorés confrères, qui puisse faire la moindre économie ; loin de là, elle n'offre pas même les moyens de vivre à un certain nombre, forcés, par là, de l'abandonner, ce qu'ils préfèrent plutôt que de s'assimiler aux industriels.

Ces infortunés confrères s'adonnent ordinairement à l'agriculture ou à l'extraction de l'or, quand une forte constitution leur permet d'en supporter les rudes travaux. C'est ainsi que M. Pigné, ancien conservateur du musée Dupuytren se fit *ranchero*, après des tentatives de pratique à San-Francisco et aux mines, et j'en pourrais citer également plusieurs autres, si je ne craignais d'être indiscret. La vie libre et indépendante qu'on goûte en se livrant à ces travaux rustiques, particulièrement aux mines, est à peu près l'unique compensation de leur sacrifice. Pourtant, l'honorable docteur Scherer, du canton de Fribourg, mon compagnon de voyage, y trouva une rémunération plus satisfaisante par un lingot de cinq à six livres, qui lui permit de rentrer immédiatement dans sa patrie.

On voit peu de médecins se livrer au commerce depuis que sa régularisation ne permet plus, comme autrefois, des bénéfices fabuleux au premier venu qui s'y livrait et n'offre des chances de succès qu'à d'habiles commerçans. Il y en a qui sont jardiniers, laitiers, éleveurs de bétail, de volaille etc., et dans ces diverses industries, ils trouvent, sinon la fortune, du moins l'aisance ; tandis que parmi ceux que l'âge, des infirmités ou d'autres circonstances empêchent de changer de profession, il en est qui se trouvent dans une profonde misère, et j'en ai connu un, d'origine portugaise, qui était réduit à ne faire qu'un repas par jour.

Ainsi s'explique la rareté relative des vrais praticiens dans les villes, comparés aux guérisseurs industriels ; quant à ceux qui sont aux mines ou dans les *ranchos*, ils laissent le plus souvent ignorer leur titre, et ce n'est que dans les cas fortuits où il s'agit d'être utile, qu'on reconnaît sous l'habit grossier du mineur, agriculteur ou autre, un habile docteur européen.

Ces transformations forcées ont également lieu parmi les pharmaciens. La généralité des *doctors* ou réputés tels, confondant la médecine avec la pharmacie, on peut dire que cette dernière n'existe pas séparément; aussi, au milieu de cette multiplicité de *drugstores*, il est infiniment rare de rencontrer une véritable pharmacie, et c'est à peine s'il y en a quatre ou cinq à San-Francisco méritant ce nom. L'une est la pharmacie française, où sont préparés les médicamens destinés aux malades de la Société de bienfaisance; il y a aussi l'*english apoticary*, de M. Bevans, et la *botica española*, où s'exécutent de même les prescriptions françaises. Le pharmacien est donc forcé de quitter sa profession, à moins de se livrer concurremment à cette médecine industrielle, réprouvée par tous ceux qui en connaissent les dangers. C'est ainsi que j'ai rencontré un ancien pharmacien de marine, de Rochefort, qui s'était fait épicier, ne pouvant vivre de sa profession.

Toutefois, il ne faut pas confondre avec les *drugstores* signalés plus haut, trois ou quatre établissemens importans de ce nom à San-Francisco, où s'approvisionnent tous les autres. Ce sont de véritables drogueries, tenues par des Américains, où l'on trouve au choix et en quantité toute espèce de médicamens et produits chimiques. Le prix en est peu élevé et presque le même qu'à Paris; il est même au-dessous, pour certains articles, comme le camphre, l'huile de ricin, l'opium et parfois le sulfate de quinine, qui, subissant les fluctuations commerciales, s'est vendu 9 et 10 francs l'once en 1850, tandis qu'il était recherché à 35 francs quelques mois plus tard.

On trouve également dans ces vrais *drugstores*, des mortiers, balances, porcelaines, cristaux et tout ce qui concerne la pharmacie; on y rencontre même des instrumens de chirurgie, mais étant le plus souvent de fabrication américaine, ils ne conviennent pas aux Européens, et surtout aux Français.

IX.

On a vu qu'il est impossible de fixer le nombre des vrais médecins en Californie, seulement, on peut dire qu'il y en a de toutes les nations, jusqu'à des Chinois. Les Français n'y sont pas les moins nombreux, on en comptait sept à huit exerçant à San-Francisco, et l'on en rencontre presque dans tous les centres de population. Ils sont généralement très estimés, et jouissent d'un grand crédit parmi les Américains; ceux du Sud, ou plutôt de l'Amérique espagnole surtout, dont l'idiôme nous est facile à comprendre, et qui sont plus sympathiques à nos mœurs et nos habitudes, les préfèrent à tous les autres. Le médecin français est aussi en grand honneur parmi les Yankees; mais s'il ne parle pas couramment leur dialecte, et qu'il les fasse répéter, ils n'ont recours à lui que s'ils ne peuvent faire autrement. C'est un point, entr'autres, essentiellement nuisible à la prospérité de nos compatriotes, car peu se soumettent à cette exigence, ou plutôt à cette nécessité d'apprendre la langue anglaise; ils manquent ainsi d'être souvent consultés par les Yankees, lesquels ne sont pas toujours malades dociles, il est vrai, mais au moins de forts bons cliens qui paient très généreusement.

Une autre cause non moins préjudiciable à nos compatriotes, c'est de ne pas tenir de *drugstores*, ou pharmacie ouverte, comme la plupart des autres médecins. En effet, cette boutique étant le rendez-vous accoutumé des Yankees lorsqu'ils sont malades, et même d'un grand nombre d'autres que l'enseigne y attire, il est d'un intérêt pécuniaire de la posséder; bien plus, c'est une impérieuse nécessité professionnelle pour le médecin de préparer et livrer lui-même ses prescriptions, sans quoi elles courent grand risque d'être exécutées infidèlement au milieu de tous ces *drugstores* dirigés par d'ignorans industriels; et nos collègues de San-Francisco ne sont pas même à l'abri de ce danger, malgré l'avantage exceptionnel qu'ils rencontrent dans les pharmacies que j'ai signalées. Mais ces raisons péremptoires ne suffisent pas pour leur faire oublier l'espèce de défaveur ou d'infériorité qui s'attache à tort parmi nous au médecin préparant et délivrant lui-même les médicamens qu'il ordonne; et conservant les habitudes françaises, ils ne possèdent ni pharmacies, ni médicamens, excepté dans les petites localités, où, ne pouvant faire autrement, ils se bornent à en avoir pour leur usage particulier. C'est ainsi que le praticien français s'isole pour ainsi dire; et tandis qu'il est à même d'occuper la suprématie dans la pratique parmi cette réunion de médecins de toutes nations, il est réduit à n'être appelé que par ses nationaux, les Californiens, les Mexicains et quelques autres indigènes de l'Amérique méridionale.

D'ailleurs, il est juste de dire que chaque malade recherche de préférence les soins d'un médecin de sa nation, quand il s'en trouve à sa portée, mais souvent ce désir ne peut être satisfait. Alors le *doctor* yankee, qui, par sa formation spontanée, se trouve partout, est souvent accepté, faute de mieux, quoique en général les Européens ne reçoivent ses soins qu'à leur corps défendant; aussi, dès qu'il s'en trouve un certain nombre réunis aux Mexicains ou d'autres indigènes du Sud, le médecin européen, et particulièrement un français, est parmi eux.

Quant aux honoraires tant vantés que l'homme de l'art perçoit en Californie, la plus grande partie de ce qui s'est dit à cet égard jusque dans ces derniers jours, ne mérite pas la moindre créance. Lors de la découverte de l'or, le médecin, et surtout les médicamens, étaient aussi rares aux mines que l'or était abondant, et les maladies fréquentes; par conséquent, les malades payaient ce qu'on leur demandait, d'autant plus que l'Américain tient peu au précieux métal quand il en possède, et qu'il paraissait alors inépuisable dans ces vastes contrées. Il existe à cet égard des faits vraiment fabuleux, et il est très exact qu'une dose de *castor oil*, huile de ricin, ou de sel purgatif, s'est vendu jusqu'à 4 *onces*, c'est-à dire environ 350 fr. Mais c'est absolument le contraire aujourd'hui, car tout change et se transforme rapidement dans ce pays. En 1850, la visite était encore payée *une once* et jusqu'à 20 piastres, c'est-à-dire de 80 à 100 fr. Elle était réduite à 5 piastres, ou *demi-once* au plus à mon arrivée en 1851; et en continuant de subir la baisse générale, elle est successivement tombée de moitié en 1852, c'est-à-dire de 12 à 15 fr. Nos compatriotes de San-Francisco, MM. Doliveira, Morin et autres, les faisaient ordinairement à ce prix ; mais quelques médecins en font au-dessous, et descendent même jusqu'à une piastre (5 fr.); ce dernier taux, qui est généralement répandu dans les villes d'Amérique, tendait ainsi à s'établir en Californie lors de mon départ, et peut-être y est-il définitivement adopté aujourd'hui.

La chirurgie est beaucoup mieux rétribuée ; mais il n'y a aucune taxe, comme on l'a avancé, et les prix varient suivant la fortune et la position des opérés, comme partout. L'opération d'une fistule anale fut payée 50 piastres, en 1851, au neveu de Dupuytren, à San-Francisco, et l'on m'accorda avec peine la moitié, c'est-à-dire 130 fr. pour une ponction d'hydrocèle. Il est vrai que c'était chez des Français, et que les Américains paient toujours beaucoup plus cher. Les accouchemens sont communément payés de 30 à 50 piastres, et les premiers praticiens de San-Francisco en font à ce prix. Ces quelques faits démontrent donc l'exagération et la fausseté de tout ce qui s'est dit à ce sujet.

Malgré ce faible taux des honoraires médicaux, coïncidant avec la rareté des maladies, la plupart des médecins s'en contenteraient s'ils en étaient toujours payés intégralement; mais ils en perdent une grande partie, par suite de la vie nomade du Californien qui le fait échapper d'un jour à l'autre et presque instantanément aux recherches de ses créanciers ; et, d'autre part, la majorité ne présentant pas des garanties saisissables, le médecin est obligé de passer sous les fourches caudines de sa bonne volonté. Sans doute, il est un moyen d'éviter ces tristes déceptions; c'est le système adopté par beaucoup d'Anglais et d'Américains de se faire payer comptant. Malheureusement, cet excellent système n'est pas dans nos habitudes, excepté pour les princes de la science, et une fausse délicatesse empêche le médecin français d'y recourir; d'ailleurs, il est peu praticable parmi la population française de l'Eldorado, qui est loin d'être la plus prospère; ce qui fait que nos compatriotes perdent plus que tous les autres médecins sur leurs honoraires ; ils sont même quelquefois dans l'impossibilité d'en réclamer, et c'est peut-être une des raisons qui les empêchent de fournir les médicamens; car, dans ces cas, le prix en serait également perdu pour eux.

Il est facile de juger, dès lors, de la position précaire où se trouvent beaucoup de médecins, au pays de l'or, surtout en présence du prix élevé de la nourriture, et particulièrement des loyers. Aussi, ceux qui ne sont pas en boutique ont, en général, pour tout appartement, une chambrette dans un lieu écarté ou isolé, et j'en ai connu qui ne recevaient pas ainsi 100 piastres par mois, c'est-à-dire 500 fr., ce qui suffit à peine pour vivre. Je ne puis mieux appuyer ce que j'avance, qu'en citant la lettre que m'écrivit de Santa-Cruz, mission de 5 à 600 âmes, M. l'abbé Llebaria, curé de ce village, et grand vicaire de l'évêque de Californie :

« La population française est très minime ici ; les Américains et les » Espagnols ont plusieurs médecins qui vivent seulement, parce qu'ils » vendent le produit de leurs terres ; autrement, ils se verraient forcés » d'abandonner, car les malades voudraient être servis sans presque » payer leurs *facultatifs.* »

Enfin, il n'existe aucun rapport de confraternité médicale, ni Sociétés, ni réunions, et l'on ne trouve, à San-Francisco, aucune bibliothèque, ni journaux scientifiques, pas même un seul de médecine française. Dès lors, cet aliment, cette vie intellectuelle dont le médecin européen surtout a tant besoin, et qui ferait, dans cette circonstance, une salutaire diversion à ses privations physiques, augmente au contraire, en lui manquant ainsi, sa misère et son découragement. Aussi, ne puis-je mieux faire comprendre l'état pénible dans lequel la plupart se trouvent réduits qu'en disant, au nom de plusieurs d'entr'eux, qu'ils ne forment plus qu'un vœu, vœu stérile hélas ! pour un trop grand nombre, c'est d'occuper encore dans leur patrie la position précaire qu'ils y ont quittée.

X.

APPENDICE.

Afin de ne pas étendre ce travail outre mesure et satisfaire ainsi aux exigences du journalisme, nous avons passé sous silence tous les faits étrangers à l'art de guérir en Californie qu'il nous fut permis d'observer durant notre voyage. Cependant, il en est qui méritent d'être connus à cause de l'intérêt pratique qu'ils paraissent devoir offrir aux médecins : ce sont quelques incidens physiologico-pathologiques de notre traversée par le cap Horn ; nous les joignons donc ici sous forme d'appendice.

Parlons d'abord du mal de mer. Cet état pénible, que j'observais pour la première fois, m'offrit une différence essentielle à signaler ; c'est que certaines personnes souffrent exclusivement de céphalalgie plus ou moins intense pouvant aller, comme je l'ai vu, jusqu'à ne permettre aucun mouvement de la tête, ni le moindre exercice de la vue, de la parole ou même de la pensée sans retentir profondément sur le cerveau et y faire naître aussitôt d'atroces douleurs ; tandis que d'autres, au contraire, sont tourmentés, au moindre tangage, de cardialgie, nausées et vomissemens sans rien éprouver vers le cerveau. Sans doute, il est rare que ces deux états se présentent aussi parfaitement isolés et caractérisés et, le plus souvent, c'est tout à la fois une gastro-céphalite, mais il est commun de voir des malades, comme moi, pour lesquels la cardialgie et les vomissemens sont peu de chose; le mal de tête tout *et vice versâ.*

Ces deux formes du mal de mer ont été confondues jusqu'ici et attribuées, à tort ou à raison, à l'idiosyncrasie particulière des sujets. Quoiqu'il soit difficile de se prononcer à cet égard, il nous semble, d'après l'exactitude de nos observations, que la légèreté ordinaire de ce mal et le peu d'importance qu'on y attache habituellement, entretiennent cette confusion qui ne devrait pas exister. En général, c'est en s'aggravant que le mal se dessine, se localise et attire davantage l'attention de l'observateur ; or, il est remarquable que les deux cas mortels de mal de mer, cités par M. Forget, furent, à l'autopsie, l'un, une céphalite, l'autre, une gastro-entérite, ce qui semble en faveur de la distinction que je viens d'établir.

Nous étions à peine amarinés quand des accidens effrayans nous surprirent peu après notre relâche de Madère. On trouve, dans cette île, une grande quantité d'énormes thons frais (*Scomber thymnus*, Linn., *King fish*, Angl.) que l'on dépèce sur le marché comme notre viande de boucherie. Ce poisson épais et court, est d'une forme presque arrondie avec l'extrémité caudale très mince et terminée en croissant; sa peau, d'un noir bleuâtre, sur le dos, est argentée sous le ventre et les côtés, comme le marsouin, qui a beaucoup d'analogie avec lui. Il sert en grande partie à la nourriture des habitans de l'île, à cause de son bas prix, et chacun de nous en mangea à terre, pendant deux jours, en l'arrosant de vin du crû. Nous en embarquâmes ensuite dont on mangea le jour et le lendemain du départ, sans nulle indisposition. Mais, le surlendemain, 26 octobre, par une chaleur tropicale subite, ce poisson ayant été servi au repas de midi, sur 58 personnes qui en mangèrent, 26 furent prises immédiatement des accidens suivans : rougeur violacée de la face se répandant, moins vive, sur toute la surface cutanée, éruption ortiée générale avec prurit, vive injection des conjonctives, violent mal de tête, b ourdonnemens d'oreilles, battemens forts et précipités du cœur, des artères carotides et temporales, pouls dur et plein à 80 environ; 8 ou 10 malades plus fortement atteints que les autres, éprouvèrent de la dyspnée, des nausées, puis vomissemens de matières alimentaires et bilieuses. La rougeur disparut et reparut à deux et trois reprises et ne se dissipa complètement qu'après sept à huit heures; la céphalalgie persista jusqu'au lendemain chez quelques-uns.

Ces effets toxiques du thon ou scombre furent comparés à l'ivresse par les malades eux-mêmes. Ils diffèrent de ceux observés dans les cas analogues, en ce que la moitié seulement des personnes qui en mangèrent furent indisposées et n'éprouvèrent rien dans la bouche, ce qu'il faut peut-être attribuer à la décomposition peu avancée du poisson et à la quantité ingérée.

Quoi qu'il en soit, Lacépède attribue ces accidens à ce que le scombre se nourrit, dans certaines mers, de mollusques assez malfaisans pour les produire. D'après les observations de Forster, Quiéros, etc., on a mangé, sans inconvénient, certains de ces poissons frais, ne paraissant pas malades, et qui étaient devenus très vénéneux le lendemain, quoi qu'ils eussent été salés. Burrows dit que c'est surtout dans les temps chauds et les régions équatoriales que l'on observe ces graves accidens d'empoisonnement, qu'il attribue, d'après ces derniers observateurs, à une subite décomposition du thon. Cette opinion a été appuyée depuis par les faits remarquables de MM. Poumet et Galliay, et semble également d'accord avec ceux-ci. En effet, quoique le poisson parût dans un bon état de conservation, j'appris du *cook* qu'il y avait glissé, en le préparant, un filet de vinaigre par précaution. Cet aveu, déjà suffisant pour faire naître de légitimes soupçons sur une décomposition commençante, reçut bientôt une sorte de confirmation par les faits suivans :

M. Duléry, travailleur, ne voulant pas croire à la nature toxique des accidens qu'il avait éprouvés une première fois, mangea, deux jours après, un morceau de ce même poisson qui avait été salé par ordre du capitaine, et aussitôt il éprouva les mêmes symptômes qu'auparavant.

D'un autre côté, on pêcha à bord, à trois reprises durant la traversée, une grande quantité de ces petits thons et dorades qui passent par troupes et avec rapidité près du navire quand il sille sous voile ; tout le monde en mangea sans éprouver aucun accident.

Des symptômes analogues aux précédens se sont aussi manifestés après l'usage de la viande fumée, comme l'avait déjà observé le docteur Kerner ; voici dans quelles circonstances : Le nommé Billon, travailleur, qui avait résisté à l'action toxique du thon, ayant mangé du ragoût de lard fumé avec tous ses camarades, éprouva aussitôt après un violent mal de tête, gêne de la respiration, éruption ortiée, surtout à la face, accompagnée de prurit, mais sans rougeur notable ; injection, cuisson et picotemens des muqueuses du nez, de la bouche et des yeux. Huit jours après, le même plat ayant été servi de nouveau, les mêmes accidens reparurent dès qu'il en eut mangé, sans que personne éprouvât rien de semblable.

Enfin, sans parler des maladies vénériennes, dont chaque relâche est ordinairement la source, je signalerai encore certains accidens spéciaux se rattachant à celle de Madère. On y fit une abondante provision d'oranges, qui, distribuées convenablement, devaient être utiles durant les chaleurs équatoriales ; mais la mauvaise police du bord les laissa, au contraire, à la discrétion de chacun, et plusieurs individus, en ayant mangé avec excès dès les premières chaleurs, éprouvèrent des indigestions, coliques, diarrhée, douleurs d'estomac, et ensuite une inappétence qui se prolongea pendant les chaleurs de la ligne. D'ailleurs, cette inappétence se manifesta également chez plusieurs autres sujets entre les tropiques, sans doute à cause de la température élevée, car l'appétit reparut naturellement chez quelques-uns en avançant vers le pôle, et chez d'autres, par l'emploi de légers purgatifs répétés.

Ici se place un fait d'un autre ordre : je veux parler de la pêche des squales ou requins, faite entre les tropiques dans l'Océan atlantique. En remarquant la vérité de ce que dit Lacépède sur la présence constante de vers dans l'intestin de ce tigre des mers, et particulièrement sur les traces de sensibilité qui se manifestent longtemps après sa mort dans diverses parties du corps, j'ai observé que c'est constamment dans le cœur qu'elles persistent le plus longtemps. Dans les 11 cas qui ont servi à mes expériences, voici comment on procédait : l'animal était hissé à bord aussitôt pris, puis la tête immédiatement séparée du tronc, et les cavités splanchniques largement ouvertes ; alors le cœur était extrait et tenu dans la main ; les battemens duraient ainsi régulièrement une heure environ, se ralentissant et s'affaiblissant d'une manière graduée ; et chez le plus volumineux, d'une longueur de quatre mètres, ils durèrent une heure et demie.

Il nous reste à indiquer sommairement les effets favorables de la navigation dans deux cas d'affection tuberculeuse.

Deux jeunes passagers, Huguet, chapelier à Paris, âgé de 22 ans, et Lartigue, âgé de 20 ans, tous deux fils et frères de phthisiques, et présentant les signes extérieurs de la phthisie constitutionnelle, contractèrent des bronchites dès le début du voyage. Chez le premier, déjà jugé *poitrinaire* à la Charité, il y eut des épistaxis répétées, avec matité et craquemens sous la clavicule gauche. Une chèvre étant à bord, je les soumis tous deux à l'usage du lait coupé avec de l'eau de mer, dont la dose fut portée graduellement à un verre matin et soir. Les accidens s'arrêtèrent rapidement chez Huguet : il reprit des forces et de l'embonpoint après deux mois de maladie et débarqua dans un parfait état de santé; il suivit ses compagnons aux mines, et j'appris qu'il supportait parfaitement les rudes fatigues de sa nouvelle position de mineur, où il était assez heureux.

Lartigue, au contraire, offrit successivement tous les symptômes de la phthisie aiguë, jusqu'à l'expectoration tuberculeuse; puis, au troisième mois, elle diminua, l'appétit reprit, et cet intéressant garçon débarqua à Valparaiso, où il est resté avec toutes les apparences de la santé.

Les anciens ont beaucoup vanté, comme on le sait, la navigation sur mer dans la phthisie, et le génie de Laënnec lui avait aussi indiqué ce puissant moyen. Bien plus, il est démontré que cette cruelle maladie est excessivement rare chez les marins, et qu'on ne rencontre jamais de phthisie occasionnelle parmi eux. (Forget, *Médecine navale.*) Cependant, on ne tient aucun compte de tout cela aujourd'hui, parce que la croyance profonde des médecins dans l'incurabilité absolue de cette cruelle maladie les trompe et les aveugle.

FIN.

PARIS — TYPOGRAPHIE ET LITHOGRAPHIE FÉLIX MALTESTE ET Cie,
Rue des Deux-Portes-Saint-Sauveur, 22.

www.ingramcontent.com/pod-product-compliance
Ingram Content Group UK Ltd.
Pitfield, Milton Keynes, MK11 3LW, UK
UKHW021937200726
13855UKWH00007B/1436